EXTRA LARGE PRINT
TYPE 2 DIABETES
LOGBOOK

Keep control of
your diabetes

Chris Fairweather

Berhampore Press
Wellington,
New Zealand

BerhamporePress@gmail.com

ISBN: 9781073416905

EXTRA LARGE PRINT

TYPE 2 DIABETES

LOGBOOK

Name:

Address:

Phone:

Email:

DATE	BLOOD GLUCOSE			INSULIN TAKEN		
	MORN	NOON	NIGHT	MORN	NOON	NIGHT

Notes:

DATE	BLOOD GLUCOSE			INSULIN TAKEN		
	MORN	NOON	NIGHT	MORN	NOON	NIGHT

Notes:

DATE	BLOOD GLUCOSE			INSULIN TAKEN		
	MORN	NOON	NIGHT	MORN	NOON	NIGHT

Notes:

DATE	BLOOD GLUCOSE			INSULIN TAKEN		
	MORN	NOON	NIGHT	MORN	NOON	NIGHT

Notes:

DATE	BLOOD GLUCOSE			INSULIN TAKEN		
	MORN	NOON	NIGHT	MORN	NOON	NIGHT

Notes:

DATE	BLOOD GLUCOSE			INSULIN TAKEN		
	MORN	NOON	NIGHT	MORN	NOON	NIGHT

Notes:

DATE	BLOOD GLUCOSE			INSULIN TAKEN		
	MORN	NOON	NIGHT	MORN	NOON	NIGHT

Notes:

DATE	BLOOD GLUCOSE			INSULIN TAKEN		
	MORN	NOON	NIGHT	MORN	NOON	NIGHT

Notes:

DATE	BLOOD GLUCOSE			INSULIN TAKEN		
	MORN	NOON	NIGHT	MORN	NOON	NIGHT

Notes:

DATE	BLOOD GLUCOSE			INSULIN TAKEN		
	MORN	NOON	NIGHT	MORN	NOON	NIGHT

Notes:

DATE	BLOOD GLUCOSE			INSULIN TAKEN		
	MORN	NOON	NIGHT	MORN	NOON	NIGHT

Notes:

DATE	BLOOD GLUCOSE			INSULIN TAKEN		
	MORN	NOON	NIGHT	MORN	NOON	NIGHT

Notes:

DATE	BLOOD GLUCOSE			INSULIN TAKEN		
	MORN	NOON	NIGHT	MORN	NOON	NIGHT

Notes:

DATE	BLOOD GLUCOSE			INSULIN TAKEN		
	MORN	NOON	NIGHT	MORN	NOON	NIGHT

Notes:

DATE	BLOOD GLUCOSE			INSULIN TAKEN		
	MORN	NOON	NIGHT	MORN	NOON	NIGHT

Notes:

DATE	BLOOD GLUCOSE			INSULIN TAKEN		
	MORN	NOON	NIGHT	MORN	NOON	NIGHT

Notes:

DATE	BLOOD GLUCOSE			INSULIN TAKEN		
	MORN	NOON	NIGHT	MORN	NOON	NIGHT

Notes:

DATE	BLOOD GLUCOSE			INSULIN TAKEN		
	MORN	NOON	NIGHT	MORN	NOON	NIGHT

Notes:

DATE	BLOOD GLUCOSE			INSULIN TAKEN		
	MORN	NOON	NIGHT	MORN	NOON	NIGHT

Notes:

DATE	BLOOD GLUCOSE			INSULIN TAKEN		
	MORN	NOON	NIGHT	MORN	NOON	NIGHT

Notes:

DATE	BLOOD GLUCOSE			INSULIN TAKEN		
	MORN	NOON	NIGHT	MORN	NOON	NIGHT

Notes:

DATE	BLOOD GLUCOSE			INSULIN TAKEN		
	MORN	NOON	NIGHT	MORN	NOON	NIGHT

Notes:

DATE	BLOOD GLUCOSE			INSULIN TAKEN		
	MORN	NOON	NIGHT	MORN	NOON	NIGHT

Notes:

DATE	BLOOD GLUCOSE			INSULIN TAKEN		
	MORN	NOON	NIGHT	MORN	NOON	NIGHT

Notes:

DATE	BLOOD GLUCOSE			INSULIN TAKEN		
	MORN	NOON	NIGHT	MORN	NOON	NIGHT

Notes:

DATE	BLOOD GLUCOSE			INSULIN TAKEN		
	MORN	NOON	NIGHT	MORN	NOON	NIGHT

Notes:

DATE	BLOOD GLUCOSE			INSULIN TAKEN		
	MORN	NOON	NIGHT	MORN	NOON	NIGHT

Notes:

DATE	BLOOD GLUCOSE			INSULIN TAKEN		
	MORN	NOON	NIGHT	MORN	NOON	NIGHT

Notes:

DATE	BLOOD GLUCOSE			INSULIN TAKEN		
	MORN	NOON	NIGHT	MORN	NOON	NIGHT

Notes:

DATE	BLOOD GLUCOSE			INSULIN TAKEN		
	MORN	NOON	NIGHT	MORN	NOON	NIGHT

Notes:

DATE	BLOOD GLUCOSE			INSULIN TAKEN		
	MORN	NOON	NIGHT	MORN	NOON	NIGHT

Notes:

DATE	BLOOD GLUCOSE			INSULIN TAKEN		
	MORN	NOON	NIGHT	MORN	NOON	NIGHT

Notes:

DATE	BLOOD GLUCOSE			INSULIN TAKEN		
	MORN	NOON	NIGHT	MORN	NOON	NIGHT

Notes:

DATE	BLOOD GLUCOSE			INSULIN TAKEN		
	MORN	NOON	NIGHT	MORN	NOON	NIGHT

Notes:

DATE	BLOOD GLUCOSE			INSULIN TAKEN		
	MORN	NOON	NIGHT	MORN	NOON	NIGHT

Notes:

DATE	BLOOD GLUCOSE			INSULIN TAKEN		
	MORN	NOON	NIGHT	MORN	NOON	NIGHT

Notes:

DATE	BLOOD GLUCOSE			INSULIN TAKEN		
	MORN	NOON	NIGHT	MORN	NOON	NIGHT

Notes:

DATE	BLOOD GLUCOSE			INSULIN TAKEN		
	MORN	NOON	NIGHT	MORN	NOON	NIGHT

Notes:

DATE	BLOOD GLUCOSE			INSULIN TAKEN		
	MORN	NOON	NIGHT	MORN	NOON	NIGHT

Notes:

DATE	BLOOD GLUCOSE			INSULIN TAKEN		
	MORN	NOON	NIGHT	MORN	NOON	NIGHT

Notes:

DATE	BLOOD GLUCOSE			INSULIN TAKEN		
	MORN	NOON	NIGHT	MORN	NOON	NIGHT

Notes:

DATE	BLOOD GLUCOSE			INSULIN TAKEN		
	MORN	NOON	NIGHT	MORN	NOON	NIGHT

Notes:

DATE	BLOOD GLUCOSE			INSULIN TAKEN		
	MORN	NOON	NIGHT	MORN	NOON	NIGHT

Notes:

DATE	BLOOD GLUCOSE			INSULIN TAKEN		
	MORN	NOON	NIGHT	MORN	NOON	NIGHT

Notes:

DATE	BLOOD GLUCOSE			INSULIN TAKEN		
	MORN	NOON	NIGHT	MORN	NOON	NIGHT

Notes:

DATE	BLOOD GLUCOSE			INSULIN TAKEN		
	MORN	NOON	NIGHT	MORN	NOON	NIGHT

Notes:

DATE	BLOOD GLUCOSE			INSULIN TAKEN		
	MORN	NOON	NIGHT	MORN	NOON	NIGHT

Notes:

DATE	BLOOD GLUCOSE			INSULIN TAKEN		
	MORN	NOON	NIGHT	MORN	NOON	NIGHT

Notes:

DATE	BLOOD GLUCOSE			INSULIN TAKEN		
	MORN	NOON	NIGHT	MORN	NOON	NIGHT

Notes:

DATE	BLOOD GLUCOSE			INSULIN TAKEN		
	MORN	NOON	NIGHT	MORN	NOON	NIGHT

Notes:

DATE	BLOOD GLUCOSE			INSULIN TAKEN		
	MORN	NOON	NIGHT	MORN	NOON	NIGHT

Notes:

DATE	BLOOD GLUCOSE			INSULIN TAKEN		
	MORN	NOON	NIGHT	MORN	NOON	NIGHT

Notes:

DATE	BLOOD GLUCOSE			INSULIN TAKEN		
	MORN	NOON	NIGHT	MORN	NOON	NIGHT

Notes:

DATE	BLOOD GLUCOSE			INSULIN TAKEN		
	MORN	NOON	NIGHT	MORN	NOON	NIGHT

Notes:

DATE	BLOOD GLUCOSE			INSULIN TAKEN		
	MORN	NOON	NIGHT	MORN	NOON	NIGHT

Notes:

DATE	BLOOD GLUCOSE			INSULIN TAKEN		
	MORN	NOON	NIGHT	MORN	NOON	NIGHT

Notes:

DATE	BLOOD GLUCOSE			INSULIN TAKEN		
	MORN	NOON	NIGHT	MORN	NOON	NIGHT

Notes:

DATE	BLOOD GLUCOSE			INSULIN TAKEN		
	MORN	NOON	NIGHT	MORN	NOON	NIGHT

Notes:

DATE	BLOOD GLUCOSE			INSULIN TAKEN		
	MORN	NOON	NIGHT	MORN	NOON	NIGHT

Notes:

DATE	BLOOD GLUCOSE			INSULIN TAKEN		
	MORN	NOON	NIGHT	MORN	NOON	NIGHT

Notes:

DATE	BLOOD GLUCOSE			INSULIN TAKEN		
	MORN	NOON	NIGHT	MORN	NOON	NIGHT

Notes:

DATE	BLOOD GLUCOSE			INSULIN TAKEN		
	MORN	NOON	NIGHT	MORN	NOON	NIGHT

Notes:

DATE	BLOOD GLUCOSE			INSULIN TAKEN		
	MORN	NOON	NIGHT	MORN	NOON	NIGHT

Notes:

DATE	BLOOD GLUCOSE			INSULIN TAKEN		
	MORN	NOON	NIGHT	MORN	NOON	NIGHT

Notes:

DATE	BLOOD GLUCOSE			INSULIN TAKEN		
	MORN	NOON	NIGHT	MORN	NOON	NIGHT

Notes:

DATE	BLOOD GLUCOSE			INSULIN TAKEN		
	MORN	NOON	NIGHT	MORN	NOON	NIGHT

Notes:

DATE	BLOOD GLUCOSE			INSULIN TAKEN		
	MORN	NOON	NIGHT	MORN	NOON	NIGHT

Notes:

DATE	BLOOD GLUCOSE			INSULIN TAKEN		
	MORN	NOON	NIGHT	MORN	NOON	NIGHT

Notes:

DATE	BLOOD GLUCOSE			INSULIN TAKEN		
	MORN	NOON	NIGHT	MORN	NOON	NIGHT

Notes:

DATE	BLOOD GLUCOSE			INSULIN TAKEN		
	MORN	NOON	NIGHT	MORN	NOON	NIGHT

Notes:

DATE	BLOOD GLUCOSE			INSULIN TAKEN		
	MORN	NOON	NIGHT	MORN	NOON	NIGHT

Notes:

DATE	BLOOD GLUCOSE			INSULIN TAKEN		
	MORN	NOON	NIGHT	MORN	NOON	NIGHT

Notes:

DATE	BLOOD GLUCOSE			INSULIN TAKEN		
	MORN	NOON	NIGHT	MORN	NOON	NIGHT

Notes:

DATE	BLOOD GLUCOSE			INSULIN TAKEN		
	MORN	NOON	NIGHT	MORN	NOON	NIGHT

Notes:

DATE	BLOOD GLUCOSE			INSULIN TAKEN		
	MORN	NOON	NIGHT	MORN	NOON	NIGHT

Notes:

DATE	BLOOD GLUCOSE			INSULIN TAKEN		
	MORN	NOON	NIGHT	MORN	NOON	NIGHT

Notes:

DATE	BLOOD GLUCOSE			INSULIN TAKEN		
	MORN	NOON	NIGHT	MORN	NOON	NIGHT

Notes:

DATE	BLOOD GLUCOSE			INSULIN TAKEN		
	MORN	NOON	NIGHT	MORN	NOON	NIGHT

Notes:

DATE	BLOOD GLUCOSE			INSULIN TAKEN		
	MORN	NOON	NIGHT	MORN	NOON	NIGHT

Notes:

DATE	BLOOD GLUCOSE			INSULIN TAKEN		
	MORN	NOON	NIGHT	MORN	NOON	NIGHT

Notes:

DATE	BLOOD GLUCOSE			INSULIN TAKEN		
	MORN	NOON	NIGHT	MORN	NOON	NIGHT

Notes:

DATE	BLOOD GLUCOSE			INSULIN TAKEN		
	MORN	NOON	NIGHT	MORN	NOON	NIGHT

Notes:

DATE	BLOOD GLUCOSE			INSULIN TAKEN		
	MORN	NOON	NIGHT	MORN	NOON	NIGHT

Notes:

DATE	BLOOD GLUCOSE			INSULIN TAKEN		
	MORN	NOON	NIGHT	MORN	NOON	NIGHT

Notes:

DATE	BLOOD GLUCOSE			INSULIN TAKEN		
	MORN	NOON	NIGHT	MORN	NOON	NIGHT

Notes:

DATE	BLOOD GLUCOSE			INSULIN TAKEN		
	MORN	NOON	NIGHT	MORN	NOON	NIGHT

Notes:

DATE	BLOOD GLUCOSE			INSULIN TAKEN		
	MORN	NOON	NIGHT	MORN	NOON	NIGHT

Notes:

DATE	BLOOD GLUCOSE			INSULIN TAKEN		
	MORN	NOON	NIGHT	MORN	NOON	NIGHT

Notes:

DATE	BLOOD GLUCOSE			INSULIN TAKEN		
	MORN	NOON	NIGHT	MORN	NOON	NIGHT

Notes:

DATE	BLOOD GLUCOSE			INSULIN TAKEN		
	MORN	NOON	NIGHT	MORN	NOON	NIGHT

Notes:

DATE	BLOOD GLUCOSE			INSULIN TAKEN		
	MORN	NOON	NIGHT	MORN	NOON	NIGHT

Notes:

DATE	BLOOD GLUCOSE			INSULIN TAKEN		
	MORN	NOON	NIGHT	MORN	NOON	NIGHT

Notes:

DATE	BLOOD GLUCOSE			INSULIN TAKEN		
	MORN	NOON	NIGHT	MORN	NOON	NIGHT

Notes:

DATE	BLOOD GLUCOSE			INSULIN TAKEN		
	MORN	NOON	NIGHT	MORN	NOON	NIGHT

Notes:

DATE	BLOOD GLUCOSE			INSULIN TAKEN		
	MORN	NOON	NIGHT	MORN	NOON	NIGHT

Notes:

DATE	BLOOD GLUCOSE			INSULIN TAKEN		
	MORN	NOON	NIGHT	MORN	NOON	NIGHT

Notes:

DATE	BLOOD GLUCOSE			INSULIN TAKEN		
	MORN	NOON	NIGHT	MORN	NOON	NIGHT

Notes:

DATE	BLOOD GLUCOSE			INSULIN TAKEN		
	MORN	NOON	NIGHT	MORN	NOON	NIGHT

Notes:

DATE	BLOOD GLUCOSE			INSULIN TAKEN		
	MORN	NOON	NIGHT	MORN	NOON	NIGHT

Notes:

DATE	BLOOD GLUCOSE			INSULIN TAKEN		
	MORN	NOON	NIGHT	MORN	NOON	NIGHT

Notes:

DATE	BLOOD GLUCOSE			INSULIN TAKEN		
	MORN	NOON	NIGHT	MORN	NOON	NIGHT

Notes:

DATE	BLOOD GLUCOSE			INSULIN TAKEN		
	MORN	NOON	NIGHT	MORN	NOON	NIGHT

www.ingramcontent.com/pod-product-compliance
Lightning Source LLC
Chambersburg PA
CBHW080410290526
45791CB00008BA/2216